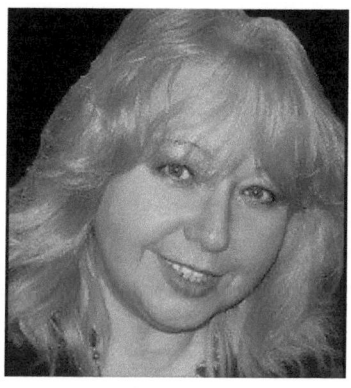

Jutta Schütz wurde in Lebach (Saarland) geboren.

Mit ihrem ersten Bestseller „Plötzlich Diabetes" (2008) gilt die Autorin bei Kritikern als Querdenkerin. 2010 startete sie mit ihren Gesundheitsbüchern ihr Pilotprojekt in Bruchsal und später bei der VHS in Wolfsburg. Sie hat bis heute über 40 Bücher geschrieben und an vielen anderen Büchern mitgewirkt. Als Journalistin schreibt Schütz für viele Verlage und Zeitungen. Ihre Themen sind: Gesundheit, Kunst, Literatur, Musik, Film, Bühne, Entertainment.

Mehr Infos finden Sie auf der Webseite der Autorin:

www.jutta-schuetz-autorin.de/

http://kinder-entdecken.jimdo.com/

Das Falsche ist oft die Wahrheit, die auf dem Kopf steht.

Albert Einstein

Gesunde Menschen sind die,
in deren Leibes- und
Geistesorganisation jeder Teil eine
Vita propria hat.

Johann Wolfgang von Goethe
(deutscher Dichter 1749 - 1832)

© 2015 Autor: Jutta Schütz (1. Auflage)

© 2015 Buchsatz, Layout, Buchgestaltung, Buchidee: Jutta Schütz
www.jutta-schuetz-autorin.de/
http://kinder-entdecken.jimdo.com/
E-Mail: info.jschuetz@googlemail.com

© 2015 Herstellung und Verlag:
BoD – Books on Demand, Norderstedt

ISBN: 978-3-7386-3745-8

Bibliografische Information der Deutschen Nationalbibliothek:
Die Deutsche Nationalbibliothek verzeichnet diese Publikation in der Deutschen Nationalbibliografie; detaillierte bibliografische Daten sind im Internet über http://dnb.d-nb.de abrufbar.

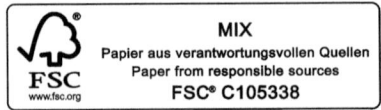

MIX
Papier aus verantwortungsvollen Quellen
Paper from responsible sources
FSC® C105338
FSC
www.fsc.org

Jutta Schütz

Histaminarmes **LOW CARB**
Theorie und Praxis

INHALTSVERZEICHNIS

Was ist Histaminintoleranz?

Histaminintoleranz nennt man auch Histaminunverträglichkeit (HIT).

Menschen mit Histaminintoleranz leiden nach dem Genuss bestimmter Nahrungsmittel zum Beispiel an:

➢ Hautausschlag/Hautrötung

➢ Quaddeln und Schwellungen

➢ Nesselsucht (Urtikaria)

➢ Bauchschmerzen/Bähungen

➢ Durchfall

➢ Übelkeit/Erbrechen

➢ Kopfschmerzen

➢ Herzklopfen

➢ Fliesschnupfen

➢ Müdigkeit

➢ Kreislaufproblemen

➢ Schweißausbrüchen

➢ Muskel/Gelenksschmerzen

➢ Hitzewallungen

➢ Stimmungsschwankungen/Weinerlichkeit/Aggressivität

➢ erhöhter Temperatur bzw. grippeartigem Gefühl

➢ Augenjucken

➢ Menstruationsbeschwerden

Histamin ist ein Botenstoff. Dieser wird im Körper bei allergischen Reaktionen freigesetzt. Dieser wird jedoch nicht nur im Körper produziert, sondern ist auch in vielen Lebensmitteln zu finden.

Histidin „eine natürliche Aminosäure" wird in der Nahrung durch Bakterien zu Histamin abgebaut. Dieses wird dann durch Enzyme „Diaminoxidase" bzw. „N-Methyl-Transferase" abgebaut.

Lebensmittel mit Histamin werden von einigen Menschen schlecht vertragen – es kommt bei ihnen nach dem Verzehr zu unangenehmen Symptomen „wie auf Seite 7 beschrieben".

Histaminunverträglichkeit (Histaminose) anders erklärt:

Die Histaminintoleranz ist eine erworbene oder angeborene nicht immunologische Stoffwechselstörung. Die Symptome der Histaminintoleranz gleichen einer Allergie, Erkältung oder Lebensmittelvergiftung.

Vermutlich kommen mehrere körperliche und Umweltfaktoren hinzu und der körpereigene Botenstoff „Histamin" kann nicht mehr auf dem Sollwert gehalten werden.

Histaminreiche Lebensmittel, die eine Gärung (Fermentation/Reifung) oder eine lange Lagerung durchlaufen haben, sind: Gereifte Käsesorten, Bier, Sekt, Wein und Essig.

Histamin ist hitze- und kältestabil. Es kann weder durch gründliches Durchgaren noch mit anderen Methoden aus den Speisen entfernt werden.

Betroffene Menschen sollten ihr Essen grundsätzlich aus frischen und möglichst unverarbeiteten Rohstoffen selbst zubereiten.

Histaminarme Lebensmittel sind:

Fisch: Fangfrischer Fisch hat sehr wenig Histamin. Der gleiche Fisch, ungekühlt 2 Stunden gelagert, ist schon leicht histaminhaltig. Wenig gekühlt und einen Tag gelagert, ist er stark histaminhaltig.

Fleisch: Frisches Fleisch (gekühlt, frisch, gefroren). Bei Schweinefleisch haben einige Probleme.

Milchprodukte/Käse: Butter, Dickmilch, Frischmilch, Kefir, Schmand, Frischkäse, Quark, Hüttenkäse, Schichtkäse, Joghurt, Buttermilch, Sahne, Mascarpone, Butterkäse, junger Gouda, Mozzarella, Ricotta, Bonbel, Cottage Cheese, Creme Cheese.

Gemüse/Salat: Artischocke, Chicorée, Kartoffeln, Blumenkohl, Kürbis, Rote Beete, Brokkoli, Chinakohl, Rosenkohl, Kohlrabi, Fenchel, Grünkohl, Zucchini, Spargel, Mais, Möhre, Salatgurke, Zwiebel, Radieschen, Rettich, Lauch, Knoblauch, Paprika, Blattsalat, Brunnenkresse, Feldsalat, Eisbergsalat, Knollensellerie, Mangold, Pastinake, Petersilie, Radicchio, Schwarzwurzel, Radieschen, Knoblauch, Kochbanane grün, Pilze, Rotkohl, Topinambur, Löwenzahn, Spitzwegerich.

Obst: Apfel, Aprikose, Blaubeere, Johannisbeere, Cranberry, Traube, Melone, Heidelbeere, Litchi, Preiselbeere, Pflaume, Mango, Khaki, Rhabarber, Brombeere, Dattel, Kokosnuss, Feige, Granatapfel, Holunderbeere, Mirabelle, Mispel, Moosbeere, Nektarine, Passionsfrucht, Pfirsich, Quitte, Sandornbeere, Stachelbeere, Süßkirche, Sauerkirche.

Getreide: Mais, Reis, Dinkel, Hafer, Hirse, Nudeln, Kastanien, Bulgur, Couscous, Buchweizen, Amaranth, Grünkern, Polenta, Quinoa, Roggen.

Gewürze: Salz, Basilikum, Brunnenkresse, Curry bzw. Kurkuma, Ingwer, Paprika (Mit Vorsicht zu genießen), Pfeffer (Vorsicht), Anis, Blaumohn, Kümmel, Muskatnuss, Lorbeerblätter, Wachholderbeeren, Zimt (Vorsicht), Knoblauch, Koriander, Liebstöckel, Oregano, Petersilie, Pfefferminze, Rosmarin, Salbei, Schnittlauch, Thymian, tiefgefrorene Kräuter, Vanillemark.

Getränke: Kräutertee, Früchtetee, Mineralwasser, Saft (Apfel, Johannisbeer, Trauben, Kirsch).

Schwarzer Tee und Kaffee sollten nur in Maßen getrunken werden.

Meiden sollte man: Kakao, Saft aus Zitrusfrüchten (Orangen, Ananassaft, Multivitaminsaft).

Alle alkoholischen Getränke, Rotwein, Sekt (Bier und Weißwein nur in geringen Mengen).

Wenn unbedingt Alkohol, dann werden besser vertragen: Whisky, Korn, Kräuterliköre, Wodka, Grappa.

Sonstiges: Apfelessig, Essigessenz, Fleischbrühe, Gemüsebrühe (ohne Tomaten – am besten frei von Glutamat, Zusatzstoffen und Hefe), Backpulver, Mayonnaise, Senf, Backpulver.

Es können auch andere biogene Amine die Beschwerden einer Histaminintoleranz hervorrufen.

Frisches Gemüse (natürliche Form) ist überwiegend histaminarm. Ausnahmen bilden:

➢ Tomaten (auch Dosentomaten)

➢ Spinat

➢ Avocado

➢ Auberginen

➢ Oliven

➢ Pilze

➢ Sauer eingelegtes Gemüse (rote Bete, Essiggurken, Sauerkraut)

Gemieden werden sollten auch Obstsorten wie:

➢ Orangen

➢ Bananen

➢ Ananas

➢ Grapefruit

➢ Alle Zitrusfrüchte

➢ Kiwi

➢ Himbeeren

➢ Erdbeeren

Das Muskelfleisch ist von Natur aus arm an biogenen Aminen. Dagegen enthält es einen hohen Anteil an Histidin. Dieses baut sich bei zunehmender Lagerung und Konservierung zu Histamin um.

Das Fleisch ist dadurch sehr histaminreich und schlecht verträglich.

Nicht verzehrt werden sollten:

- Geräucherte Fleischwaren (Schinken, Salami, Landjäger)
- Bündner Fleisch
- Leberwurst

Besser verträglich sind:

- Frisches und tiefgekühltes Fleisch (NICHT abgepacktes Fleisch)
- Frisch hergestelltes Hackfleisch
- Frische Eier
- Schinkenwurst
- Gekochter Schinken
- Fleisch in Aspik
- Bierschinken

Sonstiges/Infos

Zu meiden sind:

- ➤ Balsamicoessig (Rot oder Weiß)
- ➤ Rotweinessig
- ➤ Tafelessig
- ➤ Tomatenmark (Tomatenbelag auf der Pizza)
- ➤ Tomatensoße
- ➤ Ketchup
- ➤ Würzsoßen
- ➤ Sojaprodukte
- ➤ Sojasoße
- ➤ Austernsauce
- ➤ Glutamat
- ➤ Hefeextrakte
- ➤ Hefepasten.
- ➤ Schalentiere
- ➤ Hülsenfrüchte
- ➤ Nüsse

Wenn es um Alkohol geht, so wirkt dieser nicht nur als Histamin-liberator – er erhöht auch die Durchlässigkeit der Darmwand. Dadurch wird das Histamin schneller im Körper aufgenommen. Die Wirkung wird noch verstärkt, wenn er warm/heiß getrunken wird wie z. B. bei Glühwein.

Auch Zusatzstoffe spielen eine große Rolle bei der Histaminintole-ranz. So können einige Zusatzstoffe eine erhöhte Histaminfreisetzung im Körper bewirken. Diese wären zum Beispiel:

➢ Geschmacksverstärker Glutamat

➢ Farbstoffe (Chinolingelb, Tartrazin in Gummibärchen, Gelborange)

➢ Konservierungsmittel (PHB, Benzoate)

➢ Sulfite

➢ Ester

➢ Säureregulatoren

➢ Antioxidantien

➢ Nitrite

Das gebildete Histamin wird durch Kochen, Backen oder Einfrie-ren NICHT zerstört.

Je länger das Nahrungsmittel gelagert und je höher die Temperatur ist, desto höher ist der Histamingehalt. In verderblichen Lebensmitteln kann sich enorm viel Histamin entwickeln.

Lebensmittel, die einen hohen Eiweißgehalt haben (Fleisch, Fisch) sind sehr anfällig für bakteriellen Verderb. Aus diesen Gründen sollten diese Lebensmittel nicht wieder aufgewärmt werden. Vermeiden Sie das Warmhalten oder Aufwärmen von Fleisch- und Fischspeisen. Die Reste sollten schnell abgekühlt und eingefroren werden.

Was ist Low-Carb?

Wie man sich gesund ernährt, wissen wir alle recht gut, trotzdem tauchen immer wieder Unsicherheiten auf. Die Wohlstandskrankheiten in unserer industriellen Zeit nehmen deutlich zu und die Ursachen liegen in falschen Ernährungsgewohnheiten.

Zurzeit gibt es unzählige Diäten und Trends und es ist anstrengend, sich mit all den widersprüchlichen und häufig schwer verständlichen Theorien auseinanderzusetzen. Mit der richtigen Ernährung lassen sich auch viele Begleiterscheinungen des Älterwerdens verhindern - wir haben unsere Gesundheit und unser biologisches Alter zu einem großen Teil selbst in der Hand.

Im Schaub Institut gibt es über 200 Bücher und Unterlagen von verschiedenen Ernährungsformen. Fast alle kommen zu einem gemeinsamen Ergebnis, dass zwischen Nahrungswahl und Gesundheitszustand ein Zusammenhang besteht.

Einige Gesundheitsfaktoren, die so subtil sein können, dass selbst ein guter Mediziner sie nicht für ernst nimmt, können das Abnehmen erschweren oder sogar zur Gewichtszunahme führen. Vielleicht liegt es an der Schilddrüse oder an der Stoffwechselstörung: Polyzystische Ovarialsyndrom, Nahrungsmittelunverträglichkeiten?

Die Wechselwirkung von Ernährung und Gesundheit ist evident und gerade angesichts der Kostenexplosion im Gesundheitswesen sollte sich jeder darauf besinnen, was er selbst für seine Gesundheit tun kann.

Man muss auch kein Ernährungswissenschaftler sein, um eine gesunde und schmackhafte Ernährung, die sich nebenbei auch positiv auf eine schöne Haut auswirkt, auf den Tisch zu zaubern. Es ist kein Wunder, dass sich Mangelerscheinungen zuerst an Haut, aber auch an Nägeln und Haaren bemerkbar machen. Viele einseitige Diäten wirken sich in der Regel negativ auf unseren Körper aus.

Im Fachblatt „Journal of the American Medical Association" schreiben Wissenschaftler: Wer den Kohlenhydrat-Anteil in der Nahrung reduziert, tut seinem Stoffwechsel etwas Gutes, nimmt leichter ab und lebt womöglich gesünder! ABER das Gegenteil könnte allerdings auch richtig sein. Im British Medical Journal schreiben Forscher, dass eine Ernährung, bei der die Kohlenhydrate eingeschränkt werden, das Risiko für Herzinfarkt und Schlaganfall erhöht.

Und nun? Das Journal of the American Medical Association und das British Medical Journal gelten als die angesehensten Medizinjournale weltweit. Eigentlich sollten uns Ernährungswissenschaftler erklären können, was gesund ist!

Es braucht keine lange Recherche um festzustellen, dass sie sich häufig widersprechen. So werden einmal weniger Kohlenhydrate empfohlen, dann heißt es, dies erhöhe das Risiko für Herzinfarkt und Schlaganfall. Der Streit um mehr oder weniger Kohlenhydrate ist kein Streit, sondern lediglich Windmacherei aufgrund verschiedener Beschreibungen von Ergebnissen.

Brauchen wir wirklich all diese vielen Pillen, Diäten und Nahrungsergänzungsmittel? Aufgrund der neuen Erkenntnisse und der kontroversen Meinungen, gibt es derzeit keine übereinstimmende und eindeutige Ernährungspyramide von unabhängiger Seite. Ernährungs-Gurus und Firmen sind wie Pilze aus dem Boden geschossen und haben mit ihren Ernährungspyramiden komplizierte Rechenaufgaben aufgestellt, es muss für jede Mahlzeit Punkte oder Kohlenhydrate, Fett und Eiweiß ausgerechnet werden.

Wir beschäftigen uns jeden Tag mehr oder weniger mit irgendeiner Diät, die Angebotspalette ist groß. In der Werbung wird fast alles als gesund eingestuft und wer soll da noch den Überblick behalten? Eine Diät kann auch eine Ernährungsumstellung sein, die eine langfristige Veränderung der Ernährungsweise und des Essverhaltens bedeutet.

Zum Beispiel: Die kohlenhydratarme Ernährung „Low Carb" als Empfehlung für Diabetes und für eine gesunde Gewichtsreduktion ist schon seit dem 19. Jahrhundert bekannt und wurde von dem Engländer William Banting (1797 bis 1878) entwickelt.

Das Wort Diät kommt aus dem griechischen (diaita) und wurde ursprünglich im Sinne von „Lebensführung" oder „Lebensweise" verwendet. Unter dem Begriff „Diätetik" wurde im 5. und 4. Jahrhundert vor Christus von Hippokrates im „Corpus Hipocratium" eine Gesundheitslehre zusammengefasst. Hierbei geht es um die Aufgabe der gesundheitlichen Erziehung. Es wurde gelehrt, sich richtig zu ernähren und Körperpflege zu betreiben, sowie eine geistige Einstellung zu erwerben. Leider stellen sich heute die Menschen unter dem Begriff „Diät" eher etwas Negatives vor und bringen diesen Begriff mit allerlei Verboten und Verzicht auf Nahrung in Verbindung.

Über Kohlenhydrate wird nun seit ein paar Jahren viel geredet und viele fragen sich, was Kohlenhydrate eigentlich sind. Kohlenhydrate (KH) bestehen aus Zuckermolekülen. Das heißt aber nicht, dass alle kohlenhydratreichen Lebensmittel auch süß schmecken. Zum Beispiel enthalten Getreide (Brot, Kuchen, Nudeln) Kartoffeln oder Reis sehr viele Kohlenhydrate und auch in Obst sind sie reichlich vorhanden! Wer also täglich seine fünf Portionen Obst am Tag isst, so wie es seit vielen Jahren empfohlen wird, hält seinen Zuckerspiegel damit konstant im oberen Bereich.

> Low Carb (LC) ist ein englischer Begriff und bedeutet: „wenig Kohlenhydrate".

> Es geht darum, die Kohlehydratzufuhr in der täglichen Nahrung deutlich zu reduzieren.

Entscheidend ist immer, wie hoch der Zuckeranteil (Kohlenhydrate) ist, der in dem jeweiligen Lebensmittel steckt. Das Hormon Insulin (blutzuckersenkend) ist entscheidend am Wachstum der Fettdepots beteiligt. Wenn wir viele Kohlenhydrate essen, wird viel Insulin ausgeschüttet, das den Blutzuckerspiegel wieder senkt.

Insulin ist ein Masthormon. Essen wir zu viele Kohlenhydrate, verbrennt unser Körper weniger Fett. Das gute HDL-Cholesterin sinkt und die Triglycerid-Werte erhöhen sich. Das schlechte LDL-

17

Cholesterin wird aggressiv. Es entsteht nicht selten eine Diabetes mellitus Typ 2, Herzinfarkt oder Schwangerschaftsdiabetes.

Es ist schon eine Lebensumstellung kohlehydratarm zu essen, besonders im Kreise der Familie und bei Freunden werden die Essgewohnheiten anfangs kritisiert und in Frage gestellt. Die kohlenhydratarme Ernährungsform „Low Carb" ist ein großer Schritt in Richtung eines wesentlich gesünderen Lebens und ein Weg aus dem größten Ernährungsdilemma unserer Zeit, denn letztendlich kommt es darauf an, was aus der Nahrung herausgeholt wird, und das kann ganz unterschiedlich sein. Eine gesunde Ernährung heißt vor allem möglichst natürliche und abwechslungsreiche Kost und wer auf die Kohlenhydrate in der Ernährung achtet, braucht keine Diät. Bewusstes Essen gepaart mit Bewegung hält fit und macht Spaß. Das allgemeine physische, physiologische und auch sozial-psychologische Wohlbefinden des Menschen liegt in der direkten Verbindung mit der Qualität der aufgenommenen Nahrung.

Unsere Gesundheit ist das Wichtigste in unserem Leben. Ihr Stellenwert wird oft erst bei Krankheit oder mit zunehmendem Alter erkannt. Jeder kann frei entscheiden, wie er sich ernährt und hat damit großen Einfluss auf seine Gesundheit. Unser Immunsystem schützt uns vor Krankheitserregern wie Bakterien oder Viren und solange unsere körpereigene Abwehr funktioniert, stellt sie eine wirkungsvolle Barriere für Krankheitserreger dar. Ist unser Immunsystem jedoch geschwächt, haben Krankheiten ein leichtes Spiel.

Ausgewogen zu essen ist gar nicht so schwierig. Ob man tatsächlich die Weisheit mit Löffeln essen kann und ob Schokolade glücklich macht, ist wissenschaftlich nicht bewiesen. Es gibt weder bestimmte Lebensmittel noch Zauberpillen, die man nur zu schlucken braucht, um eine „Intelligenzbestie" zu werden.

Die Intelligenz ist angeboren und kann nicht durch bestimmte Nahrungsmittel gesteigert werden. Die Konzentrationsfähigkeit und die Funktion bestimmter Gehirnvorgänge hingegen kann mit der richtigen Ernährung positiv beeinflusst und in Schwung gehalten werden. Natürlich werden wir durch Lebensmittel nicht klüger. Die in ihnen steckenden Vitamine und Mineralstoffe können jedoch Leistungstiefs, Konzentrationsschwäche, Stress und Müdigkeit vorbeugen.

Wer aber versucht, durch Supplemente seine Hirnleistung zu fördern, kann vielmehr genau das Gegenteil erreichen. Zum Beispiel „Tryptophan im Übermaß" macht müde und zu viele Omega-6-Fettsäuren schädigen das Nervensystem.

Das Gehirn ist das Organ des Menschen, das am meisten Fett enthalt. Es ist besonders reich an instabilen ungesättigten Fettsäuren. Dadurch ist die Gefahr, von „freien Radikalen" angegriffen und zerstört zu werden, für die Membranen der Nervenzellen besonders hoch und da das Gehirn außerdem extrem viel Sauerstoff verbraucht, entstehen im Gehirn ohnehin größere Mengen „freier Radikale" als in anderen Organen. Schäden an den Gehirnnerven können jedoch die Gehirnleistung nachhaltig schmälern und sogar zu degenerativen Gehirnerkrankungen wie Demenz und Morbus Alzheimer führen.

Viele Menschen leiden heutzutage unter einer Zivilisationskrankheit wie zum Beispiel: Diabetes, Darmerkrankung, Krebs, oder Depressionen. Natürlich sind die erwähnten Erkrankungen ein Stachel im Fleisch unseres Alltags und bringen uns um den Schlaf. Schon seit vielen Jahren versuchen nun die Wissenschaftler eine erfolgreiche Methode gegen all diese vielen Zivilisationskrankheiten zu finden. Besonders die Pharmaindustrie verspricht mit magischen Pillen manche Krankheit zu heilen, aber immer mehr Menschen müssen sich trotz aller Bemühungen mit ihrer Krankheit abfinden. Die kohlenhydratarme Ernährungsform (Low Carb) könnte ein mächtiger Verbündeter sein und vielleicht ein Retter für manche Kranken.

1950 – 1960 entwickelte ein österreichischer Arzt Wolfgang Lutz eine Low Carb Diät die der Atkins-Diät gleicht. Dieser Arzt studierte in Wien und Innsbruck Medizin und habilitierte 1943 an der Wiener Universität. Nach dem 2. Weltkrieg arbeitete er lange als Internist in Salzburg. Sein Buch: Leben ohne Brot – wurde 1967 veröffentlicht. Er erhielt für sein Werk eine Auszeichnung der Royal-Society-of Medicine sowie im Jahr 2007 den Freedom of the City of London Award und ist Ehrenprofessor der Metropolitan University of Dublin (Irland).

Bei Lutz stand nicht die Gewichtsabnahme im Vordergrund, es ging ihm um die allgemeinen gesundheitlichen Auswirkungen und um die Vorgänge im Körper sowie die Behandlung chronischer Erkrankungen. Nach seiner Meinung werden die meisten chronischen Erkrankungen durch Hormonstörungen ausgelöst. Verursacht durch zu hohe Insulinausschüttungen.

Nach Dr. Wolfgang Lutz soll der Mensch nur 6 Broteinheiten an Kohlenhydraten pro Tag zu sich nehmen.

1BE entspricht zirka einer halben Semmel.

6 BE entsprechen dem täglichen Zuckerverbrauch des Gehirns.

In einem anderen Buch von Dr. Lutz erklärt der Arzt das genauer: Pro 1 kg Körpergewicht (pro Tag) 0,8 g Kohlenhydrate! Das wären bei einem 70 kg schweren Menschen ca. 50 – 70 g Kohlenhydrate pro Tag.

1996 führte die DCCV (Deutsche Morbus Crohn/*Colitis ulcerosa* Vereinigung) unter der Leitung von Prof. H. Lorenz-Meyer und Prof. P. Bauer mit der Lutz-Diät eine Studie durch: Dr. Wolfgang Lutz veröffentlichte Statistiken über die Entwicklung von Blutwerten, die belegen, dass sich kritische Werte unter seiner fettreichen Diät NICHT verschlechterten. Die Cholesterin- und Harnsäure-Werte verbesserten sich bei dieser Diät!

2004 schrieb Dr. Ehrensperger *(seine Schwerpunkte sind: Metaphysik, Erkenntnistheorie, Rationalismus, Transzendentalphilosophie)*: Wenn die Leber nicht durch Brot und Getreidespeisen überlastet wäre, könnte sie mit dem Fleisch besser klar kommen. Wegen diesen vielen Kohlenhydraten sind viele Menschen total übersäuert und nicht wegen des Fleischkonsums.

Schon im Jahr 1892 schrieb ein britischer Arzt „Dr. E. Densmore" in seinem Buch: Wie die Natur heilt - Getreidenahrung führe zum frühen Tod: Wer große Mengen dieser gefährlichen Nahrung zu sich nimmt, sammelt die größte Menge erdiger Grundstoffe an und schädigt seinen Organismus fortwährend. Diese Ablagerungen, die man sichtbar im Teekessel sehen kann, lagern sich im ganzen Körper ab.

Sie verkleistern das Blut. Sie verstopfen die Filtriersysteme und führen zu allen möglichen Krankheiten.

1920 behandelte ein amerikanischer Arzt Dr. Russel M. Wilder an der Mayo Clinic in Rochester (New York) Epilepsie kranke Kinder. Er entwickelte für seine kleinen Patienten eine extrem fettreiche und kohlenhydratarme Diät. Solch eine Ernährung setzt den Fastenstoffwechsel in Gang. Also – Fette und Proteine statt Kohlenhydrate. Seine ketogene Kost war sehr erfolgreich!

Diese ketogene Diät wird schon seit der Antike zur Behandlung von Epilepsie eingesetzt. 1925 veröffentlichte er im Journal of the American Medical Association seine Studie.

M. G. Peterman von der Mayo Clinic berichtet: Von 37 behandelten Kindern wirkte diese Therapie nur auf 2 Kinder **nicht**! 13 Kinder hatten nur noch zur Hälfte Anfälle. Bei 22 Kindern verringerten sich die Anfälle um 90 Prozent. 1940 wurden von der Pharma-Industrie neue Medikamente gegen Epilepsie entdeckt und diese Ernährungsform geriet in Vergessenheit.

Verantwortlich, dass die ketogene Kost wieder in Erinnerung trat, ist ein amerikanischer Filmproduzent. Sein kleiner Sohn wurde durch die ketogene Diät von seinen Anfällen befreit! Medikamente haben ihm nicht geholfen. Er gründete die Stiftung: Charlie Foundation, die entsprechende Forschungen unterstützt und machte die Heilung seines Sohnes mit Filmen publik. Heute wird diese ketogene Kost bereits in über 45 Ländern eingesetzt. In der Schweiz (Zürich) auch in einem Kinderspital.

2001 hat es eine Studie von Forschern des Johns Hopkins Hospitals in Baltimore mit Kindern gegeben, die sehr erfolgreich war! Nach einer einjährigen Diätphase war bei 49 Prozent der behandelten Kinder die Häufigkeit epileptischer Anfälle um mehr als 90 Prozent verringert.

2005 im September – wurde bei einer Konferenz gesagt, dass es bis heute keine Medikamenten-Studie gäbe, die ähnlich gute Ergebnisse zeigten.

2007 gab es Studien an der Universitätsklinik in Tübingen an Patienten, die an schwer therapiebaren Hirntumoren litten.

Auch an der Universitätsklinik in Würzburg gab es Studien mit Patienten mit verschiedenen Krebsarten in einem weit fortgeschrittenen Stadium. Die Patienten galten als austherapiert! Bei einem Teil der Patienten verlangsamte sich das Tumorwachstum, der Allgemeinzustand verbesserte sich beachtlich bei einer kohlenhydratreduzierten Kost.

Zum Beispiel fand Thomas Seyfried vom Boston College in Chestnut Hill heraus, dass bei Mäusen mit Gehirntumoren mit ketogenem Futter, die Tumore langsamer wuchsen.

Ein Wissenschaftlerteam bewies an der Universität Jena und Potsdam sowie dem Deutschen Institut für Ernährungsforschung, dass der Tumor aufhört zu wachsen, wenn die Krebszellen von Gärung wieder zur normalen Nutzbarkeit übergehen. Diese Studie wurde 2006 im Fachmagazin Human Molecular Genetics veröffentlicht.

Aggressiver Krebs lebt von Glukose!

Der Wissenschaftler und Tumorbiologe Dr. Johannes F. Coy aus Habitzheim fand heraus, dass Metastasen bildende Krebsformen ihre Energie nicht aus der Verbrennung von Zucker zu Kohlendioxyd und Wasser gewinnen, sondern aus der Vergärung von Glukose zu Milchsäure. Er erklärt auch, warum Krebs am Herzen extrem selten ist.

Der Herzmuskel gewinnt immer seine Energie aus der Fettverbrennung, selbst wenn Glukose als Treibstoff ausreichend vorliegt. Selbst wenn sich ein Herztumor bildet, ist dieser fast immer gutartig. 1995 wurden von Coy folgende Ergebnisse nachgewiesen: Je mehr Zucker und Kohlenhydrate dem Körper als Energieträger zur Verfügung stehen, desto aktiver wird dieses Enzym bei Krebs. Quelle: Krebsforschungszentrum Heidelberg

Die Forscher sehen jetzt eine Möglichkeit, über die kohlenhydratarme Ernährungsform den Krebszellen ihre Energie und Lebensgrundlage zu entziehen und sie so zum Absterben zu bringen. Diese Tumorzellen sind auf Zucker (Glucose) als Treibstoff angewiesen.

Nahrungsmittel als Droge?

Die meisten gebräuchlichen abhängig-machenden Drogen sind Heroin und Morphin oder Kokain und Amphetamine. Sie wirken durch die Aktivierung von Belohnungszentren im Gehirn. Folglich sollten wir uns fragen, ob diese Befunde bedeuten, dass Getreide und Milch auf chemische Weise belohnend wirken. Sind Menschen in irgendeiner Weise süchtig nach diesen Lebensmitteln? Auffällig ist, dass in diesen Studien Patienten oft starkes Verlangen, Sucht und Entzugserscheinungen bei diesen Nahrungsmitteln zeigen.

Natürlich wird man von einem Glas Milch oder einer Scheibe Brot nicht „high". Die darin enthaltene Menge ist dafür zu gering. Diese Nahrungsmittel könnten aber ein Gefühl der Gemütlichkeit und des Wohlbehagens herbeiführen. Patienten mit Intoleranz sagen, dass dies oft der Fall ist. Die erbrachten Beweise sagen aus: Verzehrt ein Mensch Getreide und Milch (in für heutige Verhältnisse normalen Mengen) werden Belohnungszentren im Gehirn aktiviert. Obwohl die Wirkung einer typischen Mahlzeit quantitativ geringer ist, als die einer Dosis der genannten Drogen, erleben die meisten heutigen Erwachsenen diese Wirkung mehrmals am Tag und das an jedem Tag ihres Lebens. Menschen mit Zöliakie, die eine erhöhte Darmpermeabilität haben und kein Weizengluten vertragen, können mit einer gewissen Wahrscheinlichkeit auch an Schizophrenie leiden.

Einige Ernährungswissenschaftler fanden heraus, dass die Symptome von Schizophrenie ein wenig nachlassen, wenn die Patienten eine Diät ohne Getreide und Milch erhalten. Manche Symptome der Intoleranz wie Angstzustände, Epilepsie, Depression, Hyperaktivität und schizophrene Phasen haben mit der Funktion des Gehirns zu tun. An einer Bevölkerungsgruppe im Pazifik zeigte sich bei Untersuchungen, dass Schizophrenie in diesen Gruppen erst dann vorherrschte, wenn sie Weizen, Gerstenbier und Reis konsumierten (Dohan 1984).

Einen möglichen Zusammenhang zwischen Ernährung und Geisteskrankheiten veranlassten verschiedene Forscher schon vor 30 Jahren die Existenz von drogenähnlichen Substanzen (Opiat-ähnliche Substanzen, Exorphine) in einigen alltäglichen Nahrungsmitteln zu untersuchen. Zioudrou (1979) und Brantl (1979) fanden opiatähnliche

Aktivität bei Weizen, Mais und Gerste (Exorphine). Bei Kuh- und Muttermilch war es das Kasomorphin. Das Exorphin des Getreides ist viel stärker als das Kasomorphin der Kuh. Forscher haben die Wirksamkeit von Exorphinen gemessen und konnten nachweisen, dass sie mit Morphin und Enkephalin vergleichbar sind.

Quelle: Heubner et al. 1984, (Eine ausführliche Übersicht findet sich bei Gardner 1985 und Paroli 1988.), wai.biomedizin-online (Weizen- und Milchprodukte enthalten Peptide mit opioider Wirkung, welche die Endorphinrezeptoren im Gehirn beeinflussen)

Quelle: Egger 1988, Scadding & Brostoff 1988).) Radcliff (1982, zitiert in 1987:808) Loren Cordain (Getreide) Dohan-1966, 1973, 1983, 1984

Die LC Ernährung wird bei folgenden Krankheiten eingesetzt:

➢ Diabetes Typ 2	Rheuma
➢ Gicht	MS (Multiple Sklerose)
➢ Migräne	Verstopfung
➢ Blähungen	Sodbrennen
➢ Krebs	Epilepsie
➢ Übergewicht/Adipositas	AD(H)S
➢ Hautausschlägen	Akne
➢ erhöhte Cholesterinwerte	
➢ Magen- & Darmgeschwüren sowie Reizdarm	
➢ Entzündungsprozessen der Schleimhäute	

Positiv könnte sich die Low-Carb Ernährung auch auf folgende Krankheiten auswirken:

➤ Schizophrenie

➤ Parkinson

➤ Alzheimer

➤ Autismus

➤ Wechseljahresbeschwerden

➤ Pubertät

Was sind Kohlenhydrate?

Ein Chemiker würde diese Kohlenhydrate „Zucker" nennen.

Und Zucker ist Glukose.

Kohlenhydrate sind enthalten in:

- Zucker

- Mehl

- Kartoffeln

- Reis

- Mais (Brot, Nudeln usw.)

Hülsenfrüchte: Die Kohlenhydrate liegen im mittleren Bereich.

In: Obst je nach Süße und Gemüse (Kein Mais) – zum Teil gute Kohlenhydrate.

Nüsse und Milchprodukte – Käse hat kaum Kohlenhydrate sowie die Eier.

Fleisch, Fisch, Fett und Öle haben **KEINE** Kohlenhydrate.

Der Glykämische Index

Der Glykämische Index wird zur Bestimmung eines kohlenhydrathaltigen Lebensmittels verwendet, das den Blutzuckerspiegel ansteigen lässt. Je mehr Kohlenhydrate gegessen werden, desto schneller steigt der Blutzuckerspiegel. Das heißt: Kohlenhydrathaltige Lebensmittel haben einen hohen glykämischen Index. Lebensmittel mit geringfügigen Kohlenhydraten (z. B. wie Gemüse) einen niedrigen glykämischen Index.

GI größer als	70	**schlecht**
GI zwischen	50 und 70	**mittel**
GI kleiner als	50	**gut**

Ein hoher GI führt zu einem hohen Anstieg des Blutzuckerspiegels, was dann zu einer hohen Ausschüttung von Insulin führt. Dadurch gibt es eine Steigerung der Aufnahme von Glukose in Muskel- und Fettzellen. Es kommt zu einer Fettspeicherung. Nach 2 – 4 Stunden kommt es zu einer Unterversorgung mit Energieträgern im Blut, was wir eine Unterzuckerung nennen. Und es kommt auch zu einem Teufelskreis, denn wir haben wieder Hunger, wir haben Appetit auf kohlenhydratreiche Lebensmittel.

Der starke Abfall des Blutzuckerspiegels bei Lebensmitteln mit hohem GI kann zu Veränderungen im Verdauungsprozess führen sowie zu einem vermehrten Hungergefühl. Bei übergewichtigen Menschen funktioniert der Kohlenhydratstoffwechsel viel langsamer, aber man kann die Ernährung gut darauf einstellen.

Glukagon heißt das Hormon, das schlank macht. Es öffnet wichtige Enzyme, die die Fettzellen aktivieren. Wenn zu viel Insulin im Blut ist, kann das Glukagon nicht wirken. Und ohne das Glukagon kann das Fett in den Zellen nicht abgebaut werden.

Der GI hängt von vielen Faktoren ab.

Wie die Lebensmittel verarbeitet oder zubereitet werden, spielt eine große Rolle. So hat der Kartoffelbrei einen wesentlich höheren GI als Salzkartoffeln. Erkrankungen und körperliche Konstitution haben auch einen erheblichen Einfluss auf den individuellen GI eines Menschen. Wenn man kurz nach dem Essen einen starken Hunger nach Süßigkeiten verspürt, kann es sein, dass die Bauchspeicheldrüse während des Essens zu viel Insulin produziert hat.

Was ist Ketose?

In Ketose kommt man durch andauernden Hungerzustand oder bei einer unzureichenden Zufuhr von Kohlenhydraten. Es kommt hierbei auch zu Mundgeruch oder Körpergeruch. Der Geruch kann in diesem Fall einen charakteristischen fruchtigen Keton-Geruch aufweisen.

Die Ketone werden von allen Geweben (Muskulatur, Gehirn) als Energielieferant verwendet. Zum Beispiel wird bei der Atkins-Diät (ketogene Diät) eine Ketose zur Gewichtsreduzierung angestrebt. Die Keton-Körper können die Blut-Hirn-Schranke passieren und dort als Energiequelle zu Glukose werden. Der Übergang des Stoffwechsels in die Ketose kann von Müdigkeit und Kopfschmerzen begleitet sein. Die vergehen nach wenigen Tagen wieder.

Bei Diabetes mellitus Typ 1 (Insulinmangel) kann es zu einer schweren Ketose bis hin zur Ketoazidose kommen.

Der Körper nutzt die Kohlenhydrate, um sie in Energie zu verwandeln. Wenn die Nahrung keine Kohlenhydrate enthält, ist das nicht möglich. Also wird der Stoffwechsel umgestellt auf Fettverwertung. Dabei werden Fettsäuren verwandelt.

Ketone entstehen bei jeder Diät, sobald der Körper auf Hungerstoffwechsel umschaltet. Erkennbar beim Mundgeruch als Folge des Stoffwechsel-Produktes. Keton-Körper im Blut sollen appetithemmend wirken. Die Atkins-Anhänger bezeichnen sich auch „als Ketarier".

REZEPTE

Hackfleisch-Muffins mit Chicorée und Rote Bete

Für die Hackfleisch-Muffins – Zutaten:

300 g Hackfleisch

½ Zwiebel

1 Knoblauchzehe

1 Paprika

150 g Champignons

1 Bund Petersilie

1 Ei

1 TL Senf

½ TL Salz

½ TL Pfeffer

1 TL Curry-Pulver

200 g Käse (junger Gouda)

Zubereitung:

Zwiebel, Knoblauch, Paprika, Champignons und Petersilie klein würfeln. Muffin-Form gut mit Öl einfetten (oder Papierförmchen), das Hackfleisch mit allen Zutaten außer dem Käse, mischen und in die Muffin-Form geben.

Mit Käse bestreuen und bei 200 Grad 35 – 40 Minuten backen.

Für den Chicorée mit Rote Bete – Zutaten:

2 Chicorée

200 g Rote Bete Scheiben (Glas)

1 Apfel

1 EL gehackte Mandeln

2 EL Apfelessig

3 EL Schnittlauch

½ TL Salz

2 Prisen Pfeffer

2 EL Olivenöl

1 EL Honig

Zubereitung:

Rote Bete gut abtropfen lassen. Chicorée waschen, putzen und 8 große Blätter auslösen. Restlichen Chicorée in kleine Streifen schneiden. Apfel schälen und in kleine Würfel schneiden. Essig, Honig, Salz und Pfeffer, Schnittlauch, Mandeln und Öl mischen. Rote Bete mit dem Apfel mischen und in die Chicoréeblätter füllen. Die Salatsoße darüber geben, mit dem Schnittlauch bestreuen.

Alles mit den Hackfleisch-Muffins servieren.

Überbackener Chicorée mit Käse

Zutaten:

3 Chicorée

1 Blumenkohl

2 Kugeln Mozzarella

100 g geriebener junger Gouda

200 ml flüssige Sahne

200 ml Gemüsebrühe

1 TL Oregano

½ TL Salz

2 Priesen Pfeffer

3 EL Sonnenblumenöl

Zubereitung:

Blumenkohl waschen, putzen, in Röschen zerteilen, im Salzwasser (1 EL Salz) zirka 10 Minuten garen, abschütten und in eine Auflaufform geben.

Chicorée waschen, putzen in Streifen schneiden und in Öl zirka 3 Minuten dünsten. Chicorée über den Blumenkohl verteilen. Sahne, Gewürze und Gemüsebrühe vermischen und über das Gemüse geben. Mozzarella in Scheiben schneiden und auf dem Gemüse verteilen.

Mit dem Gouda bestreuen und auf 180 Grad zirka 35 Minuten überbacken.

Spargelsalat mit Trauben

Zutaten:

600 g Spargel

300 g helle Trauben (kernlos)

3 Chicorée

100 g flüssige Sahne

2 EL Apfelessig

2 EL gehackte Mandeln

2 EL Kräuter

2 EL Sonnenblumenöl

½ TL Salz

2 – 3 Prisen Pfeffer

Zubereitung:

Spargel putzen, in Salzwasser (1 EL Salz) zirka 15 Minuten garen. Trauben waschen und halbieren.

Chicorée, in dicke Streifen schneiden, waschen und auf 2 Teller verteilen.

Sahne, Essig, Öl, Gewürze, Kräuter und Mandeln mischen und mit dem Spargel und den Trauben mischen.

Auf dem Salat verteilen.

Hackfleischbällchen mit Blumenkohl

Zutaten:

500 g gemischtes Hackfleisch

1 Blumenkohl

1 Zwiebel

1 Knoblauchzehe

1 Paprika

1 Möhre

1 TL Salz

½ TL Pfeffer

1 TL Curry

1 TL Oregano

1 TL Senf

2 Eier

3 EL Sonnenblumenöl

Zubereitung:

Blumenkohl waschen, in Röschen zerteilen und im Salzwasser (1 EL) zirka 10 Minuten gar kochen.

Zwiebel, Knoblauch, Paprika und die Möhre in kleine Würfel schneiden.

Eine große Schüssel nehmen und alle Zutaten (auch die Gewürze) hinein geben. Mit nassen Händen Tennisball große Fleischklopse formen. Auf einen Teller bereit legen.

Pfanne heiß werden lassen und das Öl hinein geben.

Die kleinen Fleischklopse auf jeder Seite zirka 8 Minuten braten. Fertig.

Der Blumenkohl, der inzwischen gar ist wird zusammen mit den Fleischkopsen serviert.

Tipp:

Sie könnten die Klopse auch in einer Gemüsebrühe garen. Die Brühe darf nicht kochen. Die Klopse brauchen in der Brühe zirka 15 Minuten.

Wenn Sie einige Klopse einfrieren möchten, legen Sie die Klopse bitte nur nebeneinander zum Einfrieren.

Die eingefrorenen Klopse können Sie direkt auf dem Herd in einer Pfanne oder in einer Soße zubereiten (langsam garen).

Im Kühlschrank dauert es ein paar Stunden, bis die Klopse aufgetaut sind.

Kokos-Spargel Suppe

Zutaten:

500 g Spargel

1 Zwiebel

1 Möhre

750 ml Gemüsebrühe

100 ml flüssige Sahne

3 EL Kokoscreme

2 Prisen Pfeffer

½ TL Salz

2 EL Sonnenblumenöl

Zubereitung:

Zwiebel, Möhre schälen, in feine Scheiben schneiden und in Öl zirka 8 Minuten garen.

Spargel waschen in Stücke schneiden, in der Pfanne zirka 10 Minuten mit dünsten.

Alles in einen hohen Topf geben, Gemüsebrühe, Sahne und Kokoscreme sowie Gewürze hinzu geben, kurz aufkochen.

Paprika mit Hüttenkäse

Zutaten:

4 Paprikaschoten

400 g Hüttenkäse

4 EL junger Gouda-Käse

4 EL Schnittlauchringe

1 TL Salz

½ TL Pfeffer

Zubereitung:

Paprikas waschen, Deckel abschneiden.

Hüttenkäse, Kräuter und Gewürze mischen und die Paprikas damit füllen. Gouda darüber streuen, mit dem Deckel verschließen.

Im Ofen auf 180 Grad zirka 25 Minuten backen.

Mit Mandeln panierte Schweine-Schnitzel

Zutaten:

400 g Schnitzelfleisch

2 Eier

100 g gemahlene Mandeln

1 TL Salz

½ TL Pfeffer

1 TL Curry

1 TL Knoblauchpulver

6 – 8 EL Sonnenblumenöl

Zubereitung:

Wenn Sie Fleisch am Stück gekauft haben, schneiden Sie dünne Schnitzel daraus. Zerteilen Sie die Schnitzel in Minischnitzel.

Stellen Sie zwei Schüsseln bereit. In die eine Schüssel geben Sie die gemahlenen Mandeln. In die andere Schüssel geben Sie die Eier und die Gewürze und schlagen mit einer Gabel oder einem Schneebesen die Eimasse schaumig.

Die kleinen Schnitzel zuerst in die Eimasse geben und dann mit den gemahlenen Mandeln panieren. Eine Pfanne heiß werden lassen und das Öl hinzu geben (Zuerst nur drei EL Öl). Die kleinen Schnitzel vorsichtig in die Pfanne legen. Auf mittlerer Stufe die Schnitzel auf jeder Seite zirka 6 Minuten braten. Vorsichtig wenden. Nehmen Sie einen großen Teller und belegen Sie ihn mit Haushaltspapier. Diese Papiertücher (von der Rolle) saugen viel Fett auf. Darauf geben Sie die fertigen Schnitzel.

Kirschen-Frischkäsepfannkuchen

Zutaten für den Pfannkuchen:

60 g gemahlene Mandeln

60 g Kokosflocken

2 Eier

2 EL Eiweißpulver und etwas Milch

1 – 2 Prisen Salz

2 – 3 EL Sonnenblumenöl

Für den Belag:

100g Kirschen

100 g Frischkäse

Ein paar Spritzer flüssiger Süßstoff

Zubereitung:

Kirschen waschen, trocken tupfen und mit dem Frischkäse und Süßstoff vermischen. Eier, Mandeln, Kokosflocken, Süßstoff, Eiweißpulver, und Salz in eine Schüssel geben und gut miteinander vermischen. Soviel Milch zufügen, bis ein dickflüssiger, aber nicht zu fester Brei entsteht.

Sonnenblumenöl in einer Pfanne erhitzen und nacheinander dünne Pfannkuchen backen. Die Kirsch-Käsecreme auf die Pfannkuchen verteilen und servieren.

Apfel-Zwiebel-Schweinebraten

Zutaten:

500 g Schweinefleisch

½ TL Salz

2 Prisen Pfeffer

1 Zwiebel

1 Knoblauch

1 Apfel

150 ml Brühe

½ TL Majoran

2 EL frische Petersilie

Zubereitung:

Fleisch rundherum mit Salz und Pfeffer würzen und in einen langen Bratschlauch geben.

Zwiebel und Apfel würfeln und beides um den Braten verteilen. Schlauch auf einer Seite verschließen.

Brühe in den Schlauch geben und die andere Seite des Schlauchs verschließen.

Beutel auf ein Blech legen und an der Oberseite mehrfach, mit der Gabel einstechen. Im Backofen bei 200 Grad 60 Minuten braten.

Beutel vorsichtig öffnen. Braten in Scheiben schneiden und mit Majoran und Petersilie bestreuen.

Hackfleisch-Salatgurke überbacken

Zutaten:

2 kleine Salatgurken

300 g Hackfleisch

1 Zwiebel

1 Knoblauchzehe

200 g geriebener junger Gouda

2 Prisen Pfeffer

1 TL Salz,

1 TL Curry

Zirka 150 ml flüssige Sahne

Zubereitung:

Hackfleisch in der heißen Pfanne ohne Öl anbraten, die Gurken halbieren und aushöhlen.

Die Zwiebel/Knoblauch und das Innere der Gurke würfeln und zum Hackfleisch geben. Würzen und mischen.

Die Gurken mit der Mischung füllen und mit Käse bestreuen.

In eine Auflaufform legen, etwas Sahne dazu geben und für 30 Minuten im Backofen bei 180 Grad überbacken.

Hackfleisch-Pizza mit Schmand

Zutaten:

500 g Hackfleisch

1 Dose Champignons

4 Scheiben Koch-Schinken

4 Scheiben jungen Gouda oder Butterkäse

1 Becher Schmand (zirka 200 g)

½ TL Currypulver

½ TL Paprikapulver (süß)

½ TL Salz

3 Prisen Pfeffer

3 EL Sonnenblumenöl

Zubereitung:

Öl auf ein Backblech geben und das Hackfleisch darauf geben und glatt streichen. Schmand darauf verteilen.

Mit Salz, Pfeffer, Curry- und Paprikapulver würzen. Champignons darauf geben.

Koch-Schinken in Würfeln schneiden, darauf geben und mit dem Käse belegen.

Im Backofen bei 180 Grad zirka 40 Minuten backen.

Nach zirka 20 Minuten kontrollieren, ob abgedeckt werden muss, damit der Käse nicht verbrennt.

Butter-Quark-Brötchen

Zutaten:

250 g Butter schmelzen und abkühlen lassen

250 g Quark

7 Eier

200 g Eiweißpulver (Teig muss sich formen lassen)

Infos zu Eiweißpulver siehe am Ende des Buches

1 Tütchen Backpulver

3 – 4 Prisen Salz

Zubereitung:

Alle Zutaten mischen und Apfelgroße Brötchen formen.

Auf das Backblech (mit Backpapier) legen und bei 200 Grad 20 – 30 Minuten backen.

Leinsamen-Brötchen

Zutaten:

100 g geschmolzene Butter (abkühlen lassen)

3 Eier sehr schaumig rühren

90 g Eiweißpulver *(Beschreibung siehe am Ende des Buches)*

30 g Leinsamen

250 g Frischkäse

½ Tütchen Backpulver

Zubereitung:

Eier sehr fein rühren, die geschmolzene Butter hinzu geben und mit restlichen Zutaten 6 – 8 Brötchen formen.

Bei 175 Grad 15 – 20 Minuten backen.

Mit Wurst, Käse oder Quark belegen.

Beeren-Müsli

Zutaten:

150 g Beeren

2 EL gehackte Mandeln

1 EL gehobelte Mandeln

1 TL Kokosraspel

Frischen Rahm und Milch nach Belieben

Süßstoff nach belieben

Zubereitung:

Anstatt Milch kann man auch Joghurt, Hüttenkäse oder Quark nehmen.

Wer Low Carb Kekse gebacken hat, kann 2 Kekse hinein krümeln.

Blumenkohl mit Joghurt in Curry

Zutaten:

1 Blumenkohl (gar kochen)

2 Zwiebeln würfeln

2 Knoblauchzehen zerdrücken

½ TL Salz

2 Prisen Pfeffer

1 EL Curry

½ TL Ingwer

1 TL Koriander

100 g Joghurt

1 Paprika sehr klein würfeln

2 EL frische Kräuter

1 EL Sahne

50 g Mandelstifte (oder gehackte)

2 EL Sonnenblumenöl

Zubereitung:

Die Pfanne heiß werden lassen. Das Öl hinzu geben. Zwiebeln und Knoblauch leicht bräunen. Paprika und die Gewürze hinzu geben und ein paar Minuten mit dünsten.

Dann den Joghurt und die Sahne verrühren. Gleich darauf den gewürfelten Blumenkohl hinzu geben. Mit den Mandelstiften und den frischen Kräutern überstreuen und servieren.

Spargel-Schinken-Röllchen

Zutaten:

4 Scheiben Kochschinken

4 Scheiben junger Gouda

2 Eier

50 ml Sahne

80 g geriebener junger Gouda

1 Glas Spargel

½ TL Salz

2 Prisen Pfeffer

½ TL Curry

½ TL Knoblauchpulver

Zubereitung:

Die Schinkenscheibe mit einer Käsescheibe belegen und 2 – 3 Spargel darauf legen und zu Röllchen einwickeln.

In eine Auflaufform schichten.

Die Eier verquirlen, einen kleinen Schuss Sahne dazu geben und würzen und über die Röllchen gießen.

Den geriebenen Käse darüber streuen und bei 180 Grad 20 Minuten in den Backofen schieben.

Zucchini-Auflauf

Zutaten:

750 g Zucchini in dicke Scheiben schneiden

1 Zwiebel fein hacken

2 Knoblauchzehen klein hacken

1 Möhre, sehr fein hacken

1 TL Salz

2 Prisen Pfeffer

½ TL Curry-Pulver

4 EL gehackte Kräuter

100 g geriebener junger Gouda

200 ml Crème double

Ein paar Spritzer flüssigen Süßstoff

4 EL Butter und 4 EL Butterflocken

2 EL gemahlene Mandeln

Zubereitung:

Zucchini in Salzwasser 10 Minuten weich kochen.

Eine Auflaufform mit Butter einfetten und mit den gemahlenen Mandeln ausstreuen. Die Zucchini-Scheiben einschichten und etwas würzen. Käse, Zwiebel, die Möhre darüber streuen und mit Butterflocken bedecken. Im Backofen bei 180 Grad zirka 35 Minuten überbacken.

Crème double mit dem Süßstoff verrühren und dazu reichen.

Lammkeule mit Minze

Zutaten:

700 g Lammkeule

1 Zitrone in dünne Scheiben schneiden

5 EL frische Kräuter

1 TL Senf

3 Knoblauchzehen in dünne Scheiben schneiden

1 TL Salz

2 Prisen Pfeffer

½ TL Curry

1 EL getr. Pfefferminzblätter

200 ml Gemüsebrühe

Zubereitung:

Die Lammkeule einölen, würzen und in einen Bratschlauch geben. Im Backofen bei 200 Grad 1 ½ Stunden garen.

Zu dem Bratenfond die Kräuter, Senf, Knoblauch, Pfeffer und den Curry geben und etwas Brühe dazu geben.

Nochmal 20 Minuten zart garen und zum Schluss die Pfefferminzblätter dazu geben.

Geschmortes Rindfleisch mit Blumenkohl

Zutaten:

700 g Rindfleisch vom Bug in Würfel schneiden

1 kleiner Blumenkohl

2 kleine Zwiebeln

3 Knoblauchzehen

2 Möhren klein würfeln

4 EL Öl

700 ml Fleischbrühe

Je ½ TL getrockneter Thymian, Salz, Pfeffer

Zubereitung:

Blumenkohl waschen, in Röschen zerteilen und im Salzwasser (2 EL) 10 Minuten garen. Zur Seite stellen.

Fleischwürfel in Öl anbraten dann alle Zutaten (ohne den Blumenkohl) hinzu geben und bei kleiner Hitze zugedeckt in der Pfanne Zirka 1 ½ Stunden schmoren. Zum Schluss den Blumenkohl hinzu geben.

Mascarpone-Muffins

Zutaten:

300 g gemahlene Mandeln

4 Eier

3 EL Mascarpone

150 g Joghurt (3,5% Fett)

Ein paar Spritzer flüssiger Süßstoff

½ Fläschchen Vanillebackaroma

½ PK Backpulver

1 Prise Salz

Muffin-Förmchen

Zubereitung:

Eier trennen und das Eiweiß mit einer Prise Salz steif schlagen

Die restlichen Zutaten gut miteinander vermischen.

Vorsichtig das Eiweiß unterheben.

Den Teig in Muffin-Förmchen füllen und im vorgeheizten Back-ofen bei 180 Grad zirka 30 Minuten backen.

SONSTIGES

Das Eiweißpulver

Eiweißpulver (Proteinpulver) als Mehlersatz

Das Eiweißpulver ist das Multitalent der kohlenhydratreduzierten Küche. Backen und Kochen sind die Leidenschaften von Sabine Beuke und Jutta Schütz. Vor allem hat es den Autorinnen die gesunde Low Carb Küche angetan und die Entwicklung immer neuer Backrezepte mit Eiweißpulver. Eiweißpulver als Mehlersatz wird immer beliebter in der Low Carb Ernährung, das Pulver hat je nach Firma einen Kohlenhydratwert von zirka 0,8 bis 5,0 pro 100 g.

Das Eiweißpulver wird von Sportlern „eigentlich" für den Muskelaufbau benutzt, es eignet sich aber auch sehr gut zum Backen und Kochen in einer kohlenhydratarmen Ernährung. Man bekommt dieses Pulver in allen möglichen Geschmacksrichtungen (auch mit neutralem Geschmack) und kaufen kann man es in Sportgeschäften, Bodybuildershops, großen Supermärkten und Reformhäusern. Wer mehr Infos über das Eiweißpulver erfahren möchte, gibt dieses Wort einfach als Suchfunktionswort ein. Es gibt nur sehr wenige Low Carb Bücher auf dem Markt in Deutschland „mit Eiweißpulver-Rezepten" und diese Kochbücher von Beuke und Schütz unterscheiden sich von den üblichen Low Carb Büchern. Ihre Rezepte sind in der Regel schnell und unkompliziert umzusetzen und man kann ohne schlechtes Gewissen genießen. Ihre Bücher sind leicht verständlich und alle wichtigen Fakten sind sehr gut und anschaulich erklärt. Die Autorinnen vermitteln Motivation pur und räumen mit alten Vorurteilen auf. Anhand vieler wissenschaftlicher Berichte von Ernährungsforschern nehmen sie die Angst vor einer kohlenhydratarmen Ernährung. Zu diesem Themenkreis gibt es von Beuke und Schütz bereits mehrere erfolgreiche Ratgeber (Bestseller) und ihr Motto heißt: Low Carb − That is the next generation of cooking.

Natürliches Glutamat selbst gemacht

Was ist Glutamat und wie entsteht es? Glutamat sind Salze der Glutaminsäure. Der Japaner Kikunae Ikeda entdeckte im Jahr 1908 das Mononatrium-Glutamat . Heute gilt Umami als fünfte Grundgeschmacksrichtung neben salzig, sauer, süß und bitter. Hervorgerufen wird der Umami-Geschmack durch die Aminosäure „Glutaminsäure". Glutamat ist stark umstritten. Er ist der am häufigsten verwendete Zusatzstoff der Lebensmittelindustrie und ein für den Zellstoffwechsel wichtiger Botenstoff im Gehirn. Glutamat ist ein Baustein von Eiweißen, der an der Bildung anderer Aminosäuren beteiligt ist und ist wichtig für die Entwicklung des Nervensystems. Die Aminosäure Glutamat wird im Körper täglich im normalen Stoffwechsel gebildet. Das Glutamat wird auch für die Schmerzübertragung und die Gedächtnisleistung gebraucht. Die Zellen des Gehirns produzieren die dafür benötigte Glutaminsäure selbst. Heute ist Glutamat häufig gentechnischen Ursprungs, denn dies muss nicht deklariert werden. Mit Hilfe von gentechnisch veränderten Bakterienstämmen wird der Zusatzstoff hergestellt. Die Weltgesundheitsorganisation (WHO) und auch die Deutsche Gesellschaft für Ernährung (DGE) in Bonn rufen zur Gelassenheit auf! Sie gehen davon aus, dass bei rationaler Verwendung im Rahmen einer ausgewogenen Ernährung keine Gesundheitsgefahr durch Glutamat besteht. Dies erklärt eine Sprecherin der DGE. Wer auf Nummer Sicher gehen möchte, stellt sein Glutamat selbst her.

Zutaten: 1 ½ große Zwiebeln, ½ Knolle Knoblauch, 250g Karotten, 175g Lauch, (nur wenn Sie diese vertragen: 250g Tomaten), 1 ½ Knolle Sellerie, 1 Bund Petersilie, 1 Bund Liebstöckel, 60g Meersalz

Zubereitung: Den Backofen auf 90 Grad vorheizen. Karotten, Lauch, Sellerie, Zwiebeln schälen und putzen. Dann in gleichmäßige Stücke schneiden. Tomaten vom Stielansatz befreien und klein würfeln. Den Knoblauch häuten und klein pressen. Petersilie und Liebstöckel fein hacken. Alles in einer Schüssel gleichmäßig vermengen und auf das Backblech verteilen.

Bei 90 Grad zirka sechs Stunden im Ofen trocknen lassen.

Nicht zu viel Gemüse auf einmal auf das Blech legen – so kann es gleichmäßiger und schneller trocknen. Im Anschluss die Trockenmasse in einen Mixer geben und fein mahlen. In einem verschlossenen Gefäß ist das Glutamat bis zu zwölf Wochen haltbar! Zum Würzen benötigt man nur zirka 1 TL Pulver - für etwa 150 ml Flüssigkeit.

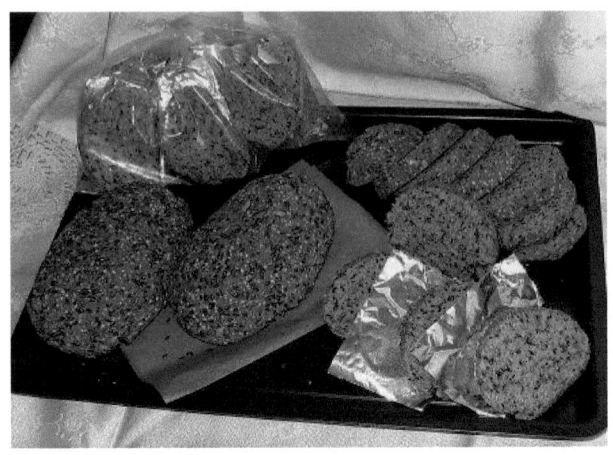

Low Carb Körnerbrot ohne Gluten

Menge: Ergibt 10 Brote à 400 g / Pro Brot 8 - 10 Scheiben - Pro 1 Scheibe = 12 KH

Zutaten: 500 g Sesamkörner, 500 g Leinsamen, 200 g Sonnenblumenkerne, 600 g gem. Mandeln, 700 g Eiweißpulver, 6 Päckchen Trockenhefe, 1 gehäufter EL Salz, 6 Eier, 250 ml Sonnenblumenöl, 750 g sehr warmes Wasser

Zubereitung: Eine sehr große Schüssel nehmen, alle trockenen Zutaten (auch die Trockenhefe) hinein geben und gut durchmischen. Anschließend alle nassen Zutaten hinzu geben und gut durchkneten. Der Teig bröselt etwas. Auf einer Waage je 400 g abwiegen und zu einer länglichen (Durchmesser: ca. 7 - 8 cm) Rolle formen. Die Rolle ist ca. 13 - 15 cm lang. Auf ein Backblech (mit Papier auslegen, NICHT einfetten) passen 6 Brote. Backzeit: zirka 45 Minuten bei 180 Grad. Jedes Brot in ca. 8 - 10 Scheiben schneiden und einfrieren (Zwischen jede Scheibe ein kleines Stück Alufolie legen).

Frisch hält sich das Brot zirka 3 - 4 Tage (Im Kühlschrank). Gefroren nach Bedarf auf den Toaster legen und jede Seite einmal toasten.

Tipp: Bestreichen Sie ein paar Scheiben des Brotes leicht mit Schmand und legen es auf ein Backblech (mit Backpapier). Mit Gewürzen wie: Etwas Salz, Pfeffer, (wenig Paprika und Pizza-Gewürz) würzen und dann mit jungem Gouda im Backofen bei 160 Grad 10 Minuten überbacken. Dazu Salat reichen.

LOW CARB

Eine kohlenhydratreduzierte Ernährungsform (Low Carb) stellt ein revolutionäres Ernährungskonzept vor - sie basiert auf der Erkenntnis, dass zu viele Kohlenhydrate in der täglichen Nahrung nicht gut sind für den Menschen.
Die Autorin Schütz schreibt seit 2007 über diese Ernährung! Informationen über Low Carb und ihre Bücher finden Sie auf ihrer
Webseite: http://www.jutta-schuetz-autorin.de/

Bei Books on Demand:

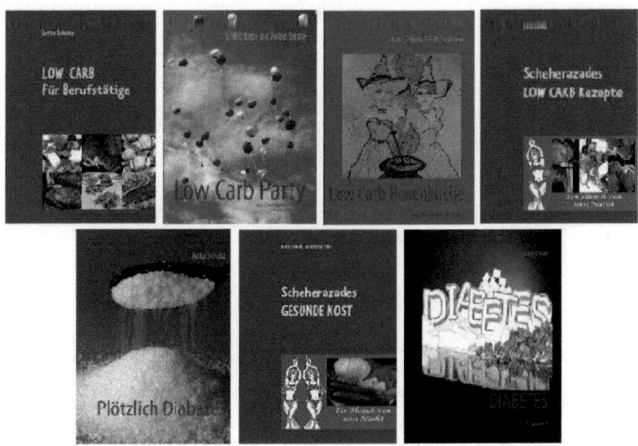

Im A.S. Rosengarten-Verlag

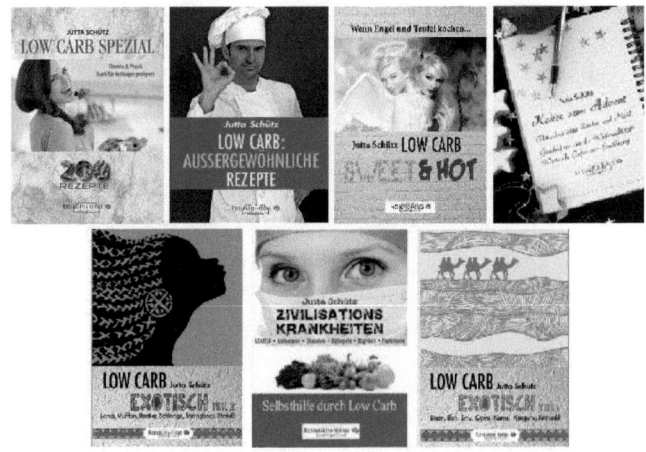

Buchtipp

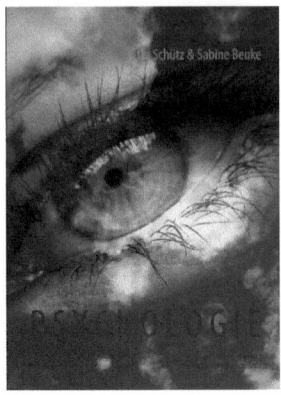

PSYCHOLOGIE KURZ UND KNAPP VERPACKT

Hilfreiches Wissen für die Seele

Autoren: Sabine Beuke & Jutta Schütz - Verlag: Books on Demand - € 13,90

ISBN-13: 9783732234929 - ISBN-10: 3732234924

Auf der Grundlage von geschulter Menschenkenntnis und psychologischen Erkenntnissen vermittelt dieses Buch viele interessante Informationen und gewinnbringende Selbsterkenntnis. Die Autorinnen „Jutta Schütz & Sabine Beuke" verstehen es, verstreutes „psychologisches Wissen" einzusammeln, zu ordnen und in eine passende Form zu bringen. Sie schärfen Ihre Sinne und erklären, was Sie schon immer über sich selbst wissen wollten, von der Entstehung Ihrer Persönlichkeit bis hin zu Ihren Konflikten und deren Lösungen. Sie geben Ihnen die Möglichkeit, sich mit sich selbst auseinander zu setzen und beleuchten auch die Gründe für vielfältige Verhaltensweisen. Die dadurch erreichbare Selbsterkenntnis kann helfen, Ihre Probleme besser zu lösen. Wer Ursache und Wirkung seiner selbst erkennt, hat die Kraft sich zu ändern.

Das Buch ist geeignet für Menschen ohne psychologisches Vorwissen und kann in Lebenskrisen helfen. Es ist voll mit Wissen über das, was wir jeden Tag tun, jedoch oft ohne es zu wissen. Psychologisch erklären die Autorinnen „Jutta Schütz & Sabine Beuke" in diesem Buch, warum wir sind, wie wir sind, was wir ändern können und wie viel wir selbst lenken oder umlenken könnten, wenn wir uns durch dieses Buch auf die Sprünge helfen lassen.

Buchtipp

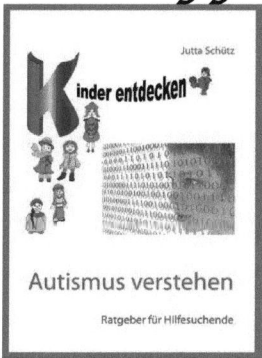

Autismus verstehen: Ratgeber für Hilfesuchende

Autorin Jutta Schütz - Verlag: Books on Demand - € 3,90
ISBN-10: 3734790212 und ISBN-13: 978-3734790218

Der Autismus hat viele Gesichter, wer sich nicht mit diesem Thema auseinander setzt, kann es kaum glauben, dass es Autisten gibt, die auf den ersten Blick völlig normal wirken. Autismus gehört zu den schwersten psychischen Störungen, dessen Symptome ebenso das Jugend- und Erwachsenenalter betreffen. Nach heutigem Erkenntnisstand werden mit autistischen Störungen vielschichtige Phänomene beschrieben, welche von Geburt an vorliegen oder in den ersten Lebensjahren auftreten und fortbestehen. Autisten können nur selten eine Beziehung zu ihrer Umwelt aufbauen. Manche Autisten haben eine geistige Behinderung oder erreichen eine normale Intelligenz. Es gibt auch überdurchschnittlich intelligente Autisten. Diese haben eine sogenannte Inselbegabung. Nicht jede Verzögerung der Entwicklung muss gleich die Diagnose Autismus bedeuten, es sind verschiedene Untersuchungen notwendig. Und darüber hinaus sind autistische Störungen bei jedem Kind unterschiedlich stark ausgeprägt.

Das Wort AUTISMUS ist ein Sammelbegriff für verschiedene tiefgreifende Entwicklungsstörungen (Autismus-Spektrum-Störung). Die Diagnose „Autismus" wird in Deutschland oft erst im Alter von drei bis sechs Jahren gestellt und bei „Asperger" noch viel später. Viele Kinder scheinen bis zum ersten oder zweiten Lebensjahr eine normale Entwicklung zu durchlaufen. Die meisten Eltern von Kindern mit Autismus spüren schon früh, dass etwas mit ihrem Kind nicht stimmt. Sie finden aber selten das richtige Gehör bei Ärzten. Es vergehen oft viele wertvolle Jahre bis zur richtigen Diagnosestellung. Eine reine Autismus-Diagnose bringt dem Kind nichts. Wichtig ist auch eine Überprüfung der Intelligenz, der Sprachentwicklung und Motorik. Viele Eltern sind am Anfang sehr geschockt. Das ist auch ganz verständlich, schließlich handelt es sich um eine lebenslange Diagnose.

Buchtipp

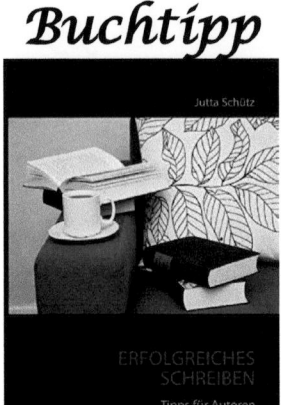

ERFOLGREICHES SCHREIBEN: Tipps für Autoren

Autorin: Jutta Schütz - Verlag: Books on Demand - € 5,99 Euro

ISBN-10: 3734755247 und ISBN-13: 978-3734755248

Auch beim Schreiben gilt, wer erfolgreich werden möchte, muss den Mut aufbringen, die vorhandenen Fähigkeiten und Leistungsreserven auszuschöpfen. Es reicht nicht aus, nur darüber nachzudenken – man muss es auch tun. Wenn Sie das Außergewöhnliche erreichen wollen, dann ist es wichtig, dass Sie außergewöhnlich denken und handeln. Erfolgsorientiertes Denken heißt zielbewusstes Denken. Dies bedeutet aber auch gleichermaßen ein Entlanghangeln an einer Richtschnur, die dann zum Wunschziel führt. Diese Richtschnur sorgt dafür, dass Sie keine unnötigen Wege gehen müssen.

Weitere Infos:

Auch zu den Themen Diabestes und LOW CARB hat die Autorin schon viele Ratgeber geschrieben. Es braucht nun mal Zeit und Geduld und Beharrlichkeit, um jahrzehntelange Fehler in der Lebensweise wieder auszugleichen. In den aktuellen wissenschaftlichen Studien setzt sich immer mehr die Meinung durch, dass die Kohlenhydrate Mitverursacher ernährungsbedingter Zivilisationskrankheiten sind. Wissenschaftler und Ernährungsexperten sind sich heute einig, dass dem kohlenhydratreduzierten Essen die Zukunft gehört. Zum Beispiel fördert der Zucker (Glucose) das Wachstum von Krebszellen. Diese ernähren sich ausschließlich von der Glucose. Quelle: 1926: Otto Warburg (Nobelpreisträger). Nimmt der Körper weniger Glucose auf, fördert er das Wachstum von normalen Zellen. Die Zellen im Vorkrebsstadium werden gehemmt. Die Autorin vermittelt in ihren Büchern Motivation pur und räumt mit alten Vorurteilen auf (mit vielen wissenschaftlichen Berichten von Ernährungsforschern). Bücher siehe Webseite der Autorin.

BUCHTIPPS

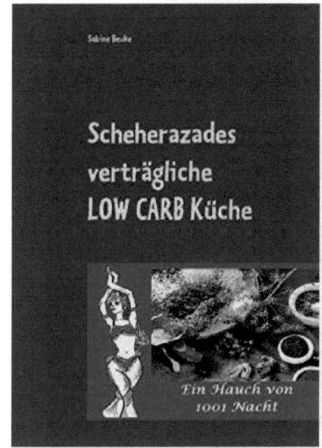
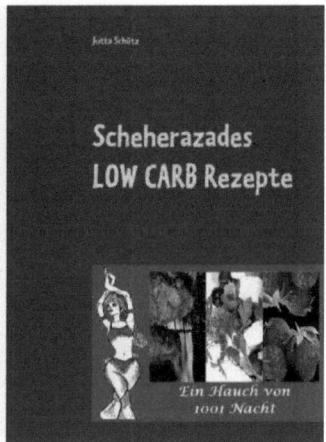

Sabine Beuke   Jutta Schütz

Low Carb Orientalisch

Gleich 2 x Low Carb mit orientalischen Rezepten und jedes Kochbuch für
NUR 3,99 Euro.

Der Orient zieht sich fast um den halben Globus und umfasst den Nordafrikanischen Raum, den Nahen Osten und den Mittleren Osten. Die drei Weltreligionen, Christen- und Judentum und der Islam haben ihre Ursprünge im Orient.

Die kohlenhydratarme Ernährung „Low Carb" verzichtet auf Produkte wie Zucker, Kartoffeln, Reis, Brot und Nudeln. Wie man die Low Carb Philosophie im Alltag in Rezepte umsetzen kann, können Sie sich in unseren Büchern ansehen.

Wer Ratgeber oder Sachbücher schreibt, sollte das Wissen so aufbereiten, dass ihn auch Laien verstehen können. Die Autorinnen „Sabine Beuke" und „Jutta Schütz" haben die Voraussetzung, Fachwissen kompakt zusammen zu fügen und dieses verständlich zu erklären. Dabei ist es wichtig, das Wissen eines Laien im Auge zu behalten. Beide Autorinnen haben schon mehrere Kochbücher und Ratgeber geschrieben und der Erfolg gibt ihnen Recht. Wer sich einem bestimmten Thema widmet, muss stets ein Stück weit über den Tellerrand hinausschauen.

Scheherazades verträgliche LOW CARB Küche (Sabine Beuke)
ISBN 13: 978-3734737596 (Verlag: Books on Demand)

Scheherazades LOW CARB Rezepte (Jutta Schütz)
ISBN-13: 978-3735737519 (Verlag: Books on Demand)

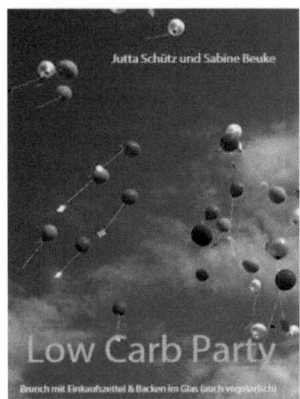
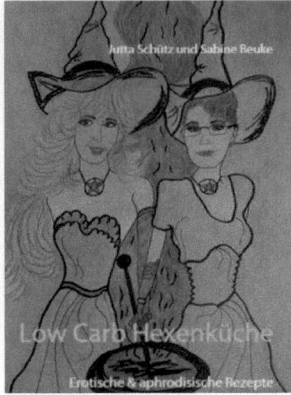

Sabine Beuke & Jutta Schütz

Low Carb Party - **Autoren: Jutta Schütz und Sabine Beuke**
Verlag: Books on Demand GmbH, Norderstedt
ISBN 978-3-7322-3250-5 für EURO 8,90 - SEITENZAHL:104
E-BOOK ISBN 978-3-8482-8445-0 für EURO 6,99

Wer eine Feier organisiert, weiß wie viel Arbeit damit verbunden ist. Nach der Gästeanzahl richtet sich die Auswahl der Location, vielleicht reicht sogar die Terrasse/Balkon oder der eigene große Garten aus. Vieles muss geplant und gut durchführbar sein, unter anderem das Essen. Hierbei kann das „Low Carb Party" Buch eine hilfreiche Unterstützung für den Gastgeber sein. Das Low Carb Party Buch präsentiert einen Low Carb Brunch für 10 Personen mit der dazugehörigen Einkaufsliste. Dabei kommen auch Vegetarier voll auf ihre Kosten, und Backliebhaber wird das Backen im Glas auf unkomplizierte Weise erklärt. Im hinteren Teil des Buches gibt es eine umfassende Ernährungsberatung, wie Low Carb (kohlenhydratarme Ernährung) sich positiv auf die Gesundheit auswirkt.

Low Carb Hexenküche - **Autoren: Sabine Beuke und Jutta Schütz**
Verlag: Books On Demand
ISBN-13: 9783732244621 - ISBN-10: 3732244628 für EUR 6,90

Lebensmittel, die die sexuelle Lust steigern - gibt es sie wirklich?
Dieses Buch beschäftigt sich mit aphrodisierenden und erotischen Rezepte für alle Verliebten – weil Liebe durch den Magen geht.
Das exklusive Low Carb Kochbuch (kohlenhydratreduzierte Lebensform) lädt dazu ein, beim Kochen und Essen mehr Sinnlichkeit und Lust zu erfahren. Die darin enthaltenen 32 Rezepte sind durchweg einfach und unkompliziert in der Zubereitung und so auch für Kochanfänger leicht nachkochbar. Zu der gesunden Low Carb Ernährung gesellen sich aphrodisische Lebensmittel, die vollgepackt sind mit Vitaminen und Mineralstoffen. Das heißt: Doppelte Gesundheit, Leistungsfähigkeit und körperliches Wohlbefinden. Fast alle wünschen sich ein prickelndes Liebesleben. Wie wäre es mit einigen anregenden Rezepten, die auch noch Gesundheitsfördernd sind? Eine raffinierte Methode, um körperliche Nähe herzustellen, ist die Verbindung von Essen und Erotik. Nicht nur Berührungen, sondern auch bestimmte Nahrungsmittel können die Lust fördern.

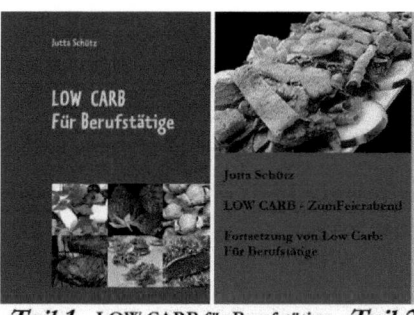

<u>Low Carb: Für Berufstätige (Teil 1)</u> Jutta Schütz (€ 3,99)
Books on Demand - ISBN-10: 3732243281 - ISBN-13: 978-3732243280

<u>LOW CARB - Zum Feierabend (Teil 2)</u> Jutta Schütz (€ 3,99)
Books on Demand - ISBN-10: 3734754755 - ISBN-13: 978-3734754753

Selbst kochen und Zeit sparen erfordert eine gute Planung. Die dreifache Menge an einem Tag gekocht, ergibt eine Mahlzeit für den nächsten Abend, für die Arbeit und zum Einfrieren.
„Selbst kochen" muss nicht kompliziert sein. Mit den richtigen Rezepten macht das Kochen Spaß und in diesen Koch/Back-Büchern kommen auch Vegetarier nicht zu kurz.
Ein kluges Zeitmanagement und die richtige Lebensmittelauswahl machen es möglich, in einer Low Carb Ernährung für Berufstätige und Zuhause ruck zuck schmackhafte Mahlzeiten zuzubereiten.

Teil 1   LOW CARB für Berufstätige   *Teil 2*

NEWS: Frisch aus der Presse:
CANNABIS im medizinischen Einsatz

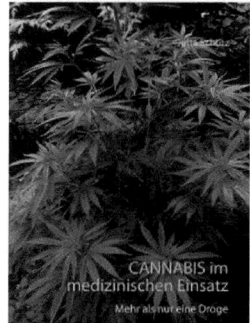

CANNABIS im medizinischen Einsatz
(Mehr als nur eine Droge)
Autorin: Jutta Schütz - € 4,99
Verlag: Books on Demand (10. August 2015)
ISBN-10: 3738632824 - ISBN-13: 978-3738632828

Cannabis ist mehr als nur eine Droge.
CANNABIS ist in unseren Breitengraden als Rauschmittel bekannt, dabei hat es medizinisch einen hohen Nutzen.

Einige Substanzen in Haschisch und Marihuana haben erstaunliche medizinische Wirkungen. Aus diesen Gründen wird Hanf auch in der Medizin eingesetzt. Die Anwendung ist streng geregelt. Zum Beispiel kann die Pflanze die Leiden chronischer Schmerzpatienten (z. B.: Diabetische Kardiomyopathie, Multiple Sklerose, Parkinson, Migräne, Krebs) verringern und die Übelkeit und das Erbrechen von Krebspatienten lindern. Ein Allheilmittel ist Cannabis nicht, es gibt heute aber sehr viele Anwendungsbereiche, wo Cannabis eine effektive und nebenwirkungsarme Medizin darstellt.

INHALTSVERZEICHNIS: Einleitung, Was ist Cannabis?, Die Hauptwirkstoffe THC und CBD, Es werden folgende Cannabisprodukte unterschieden, BfArM informiert, THC-Konsum ist über mehrere Wochen nachweisbar, Die Nachweisbarkeitsdauer hängt von vielen Faktoren ab, Seit wann gibt es Cannabis?, Wie schädlich ist Cannabis für das Gehirn?, Macht Cannabis abhängig?, CANNABIS im Einsatz in der Medizin, Cannabis bei Multipler Sklerose, Cannabis bei Diabetischer Kardiomyopathie, Cannabis bei Parkinson, Cannabis bei Kindern im Fall einer Epilepsie, Cannabis bei AD(H)S, Cannabis bei Migräne, Cannabis ab 2016 auf Rezept?, Erlaubter Anbau von Cannabis, Gewerblicher Cannabis-Anbau, Die rechtliche Situation, Infos zur Drogensucht

NEUERSCHEINUNG

LOW-CARB - 555 Rezepte/BEST OF

ISBN: 978-3-7386-3677-2

Autoren: Jutta Schütz & Sabine Beuke - Verlag: Books on Demand GmbH, Norderstedt

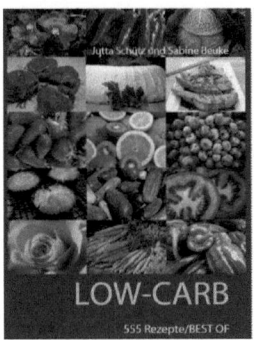

Es braucht nun mal Zeit und Geduld und Beharrlichkeit, um jahrelange oder sogar jahrzehntelange Fehler in der Lebensweise wieder auszugleichen. In den aktuellen wissenschaftlichen Studien setzt sich immer mehr die Meinung durch, dass die Kohlenhydrate Mitverursacher ernährungsbedingter Zivilisationskrankheiten sind.

Die Low Carb Bücher der Autorinnen „Sabine Beuke & Jutta Schütz" haben sich einen festen Platz in den Bestsellerlisten und in der Presse erobert.

Die Autorinnen vermitteln mit ihren Büchern Motivation pur und räumen mit alten Vorurteilen auf. Anhand von vielen wissenschaftlichen Berichten von Ernährungsforschern nehmen sie die Angst vor einer kohlenhydratarmen Ernährung. Wer ihre Bücher kennt, stellt schnell fest, dass es auch viele Rezepte gibt, und dass sich die Ernährung abwechslungsreich gestalten lässt. Wichtige Informationen, die man über die Ernährung und Verdauung sonst nirgends lernt – in ihren Büchern kommen sie äußerst anschaulich und gut verdaulich auf den Tisch.

Wer Ratgeber oder Sachbücher schreibt, sollte das Wissen so aufbereiten, dass es auch Laien verstehen können. Die Autorinnen haben die Voraussetzung, Fachwissen kompakt zusammen zu fügen und dieses verständlich zu erklären. Dabei ist es wichtig, das Wissen eines Laien im Auge zu behalten. Beide Autorinnen haben schon mehrere Ratgeber geschrieben und der Erfolg gibt ihnen Recht. Wer sich einem bestimmten Thema widmet, muss stets ein Stück weit über den Tellerrand hinausschauen. http://www.jutta-schuetz-autorin.de/ & http://www.sabinebeuke.de/